主审：周 梁　　主编：张 明　徐 静　吴建芳

# ENT专科
# 护理手册

## 小儿气道
## 急救护理

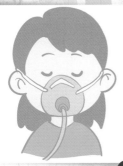
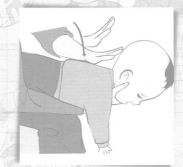

 中国出版集团有限公司

 世界图书出版公司
广州·上海·西安·北京

图书在版编目（CIP）数据

ENT气道护理手册/张明，徐静，吴建芳主编.--
广州：世界图书出版广东有限公司，2023.11
ISBN 978-7-5232-0874-8

Ⅰ.①E… Ⅱ.①张… ②徐… ③吴… Ⅲ.①气管切
开—护理—手册 Ⅳ.① R473.6-62

中国国家版本馆CIP数据核字（2023）第201262号

| | | |
|---|---|---|
| 书 名 | ENT气道护理手册 | |
| | ENT QIDAO HULI SHOUCE | |
| 主 编 | 张 明 徐 静 吴建芳 | |
| 策划编辑 | 曹桔方 | |
| 责任编辑 | 黄庆妍 | |
| 装帧设计 | 张乾坤 | |
| 责任技编 | 刘上锦 | |
| 出版发行 | 世界图书出版有限公司 世界图书出版广东有限公司 | |
| 地 址 | 广州市海珠区新港西路大江冲25号 | |
| 邮 编 | 510300 | |
| 电 话 | 020-84460408 | |
| 网 址 | http://www.gdst.com.cn | |
| 邮 箱 | wpc_gdst@163.com | |
| 经 销 | 各地新华书店 | |
| 印 刷 | 广州市德佳彩色印刷有限公司 | |
| 开 本 | 787 mm×1092 mm 1/32 | |
| 印 张 | 5 | |
| 字 数 | 104千字 | |
| 版 次 | 2023年11月第1版 2023年11月第1次印刷 | |
| 国际书号 | ISBN 978-7-5232-0874-8 | |
| 定 价 | 55.00元（全5册） | |

咨询、投稿：020-84460408 gdstcjf@126.com

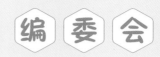

## 编委会

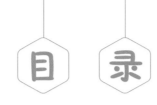

# 目 录

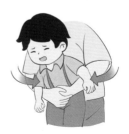

# 小儿气道有哪些特点？

小儿气道与成人气道一样，均以环状软骨为界，分为上呼吸道和下呼吸道，都存在发生气道异物、急性喉炎、急性会厌炎等疾病风险。但小儿气道并不是缩小版的成人气道，其独特的解剖、生理及病理变化，使其气道的管理更加复杂和困难。掌握小儿气道的特殊性，更有利于我们进行小儿气道急救。

小儿气道具体有哪些特点？

### 小儿上呼吸道解剖特点

（1）鼻：小儿鼻腔相对短小，鼻道狭窄，无鼻毛，鼻黏膜柔嫩血管丰富，易感染，感染时黏膜肿胀，易造成堵塞，堵塞后引起呼吸困难或张口呼吸。

（2）咽鼓管：小儿咽鼓管较宽，且直而短，呈水平位，发生炎症时易引起中耳炎。

（3）咽：小儿咽部较狭窄且垂直。扁桃体包括腭扁桃体和咽扁桃体，腭扁桃体1岁末逐渐增大，4～10岁发育达高峰，14～15岁时渐退化，故扁桃体炎常见于年长儿，婴儿则少见。咽扁桃体又称腺样体，6个月已发育，位于鼻咽顶部与后壁交界处，严重的腺样体肥大是小儿阻塞性睡眠呼吸暂停综合征的重要原因。

（4）喉：小儿会厌本身比较长且"柔软"，呈U形并处于声门开口上方45°。小儿喉腔较窄，声门狭小，软骨柔软，声带黏膜柔嫩且富含血管及淋巴组织，故轻微炎症即可引起喉头充血水肿，更容易发生梗阻，出现声音嘶哑、呼吸困难甚至危及生命。

婴幼儿期由于牙齿发育和咀嚼功能不完善，无法将坚硬的食物嚼碎，而喉的保护性反射功能又不健全。因此，进食时，一旦出现哭闹、说话、剧烈活动等行为，极易导致食物残渣误吸进入气道，发生气道异物。

### 小儿下呼吸道解剖特点

（1）气管、支气管：小儿的气管、支气管较成人短且狭窄，黏膜柔嫩，血管丰富，软骨柔软，缺乏弹力组织而支撑作用差；因黏液腺分泌不足易致气道较干燥；因纤毛运动较差而致清除能力差。故小儿容易发生呼吸道感染，一旦感染则易于引发呼吸道充血、水肿，导致呼吸道阻塞（图1）。

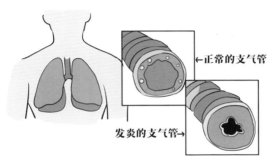

←正常的支气管

发炎的支气管→

图1 正常与发炎的支气管微观图

小儿左主支气管细长，由气管向侧方伸出；右主支气管短而粗，为气管直接延伸，与气管纵轴夹角较小（图2、图3）。因此，异物较易进入右主支气管。

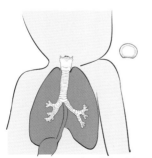 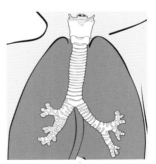

图2 小儿气道解剖1　　图3 小儿气道解剖2

（2）肺：小儿肺组织发育尚未完善，肺泡弹力组织发育较差，血管丰富，肺泡数量较少，因此，小儿肺含血量多而含气量少，易于感染，从而引起间质炎症、肺气肿和肺不张等。

（3）胸廓：婴幼儿时期胸廓较短，膈肌位置较高，呼吸肌发育差，呼吸运动时肺部扩张不如成人。当肺部病变时，极易出现呼吸困难，导致缺氧及二氧化碳潴留。

## 🔆 小儿气道生理学特点

（1）小儿肺储备能力差，呼吸频率快，节律不齐：小儿年龄越小，呼吸频率越快，肺储备能力与成人相比要低得多。而且婴幼儿呼吸中枢发育不完善，呼吸运动调节功能较弱，较易出现呼吸节律不齐、间歇呼吸及呼吸暂停等，尤其是新生儿更加明显。

（2）小儿氧耗显著高于成人：小儿氧气消耗较成人高，通常小儿每分钟氧耗是成人的2倍左右，而二氧化碳的产生较成人也高。

（3）小儿以腹式呼吸为主：较成人来说，小儿膈肌和肋间肌更易疲劳，加之胸式呼吸不发达，胸廓的扩张主要靠膈肌。因此，在腹腔内容物增加时，可影响到膈肌活动，进而影响到小儿的呼吸。

## 小儿气道的高反应性

很多家长都听医生提过"气道高反应性"这个词汇，特别是反复喘息或者长期咳嗽的小儿，当家长向医生询问："我家孩子到底为什么反反复复喘息或咳嗽？"医生通常都会告诉家长："这只是气道高反应性。"

所谓气道高反应性，是指气管、支气管本身对各种刺激，如物理、化学刺激呈现过度反应，出现过强或过早的收缩反应。主要表现是受外界刺激后气道就会收缩引起咳嗽、喘息、呼吸困难。以支气管哮喘最为常见，给予支气管解痉剂等可迅速缓解。

# 小儿气道梗阻常见原因及判断方法

　　小儿气道梗阻可出现突发的呼吸困难，严重者可有缺氧等急性呼吸衰竭的表现，甚至可导致小儿窒息死亡。很多人都以为小儿气道梗阻就是小儿气道异物，然而在耳鼻喉科收治的小儿气道梗阻急诊中还包括其他临床急症，如急性喉炎、急性会厌炎、喉乳头状瘤等。下文将详细介绍这些病症引发小儿气道梗阻的原因和判断方法，方便家长早识别，尽早救治，以免延误病情。

## 气道异物

### 1. 引发气道梗阻的原因

　　气管、支气管异物是最常见的危重急症之一，治疗不及时可发生窒息、心肺并发症从而危及病人生命，常发生于小儿。小儿因气道异物危及生命的例子屡见不鲜，尤其是婴幼儿，在探知世界的过程中，什么都要亲自尝一尝，家属也难免疏忽，于是不幸就发生了，让当父母的后悔莫及！

气道异物按来源可分为内源性异物和外源性异物，内源性异物常见于呼吸道内的血块、干痂、干酪样坏死物等。外源性异物常见于花生、瓜子、笔帽、玩具零件等。

根据异物的位置又分为喉异物和气管、支气管异物。

（1）喉异物：小儿喉异物多发生在进食时突然哭笑的瞬间，由于啼哭或大笑后，有一次补偿性深吸气动作，易把口中的食物或玩具吸入气管或嵌顿于喉部。

（2）气管、支气管异物：多数见于小儿吸入较大的异物堵于总气管，使通气受阻而发生窒息。

## 2. 如何判断病情

当小儿发生气道异物时，家长不可过于惊慌，应冷静判断小儿有无气道梗阻表现，如无法出声、无法安抚、不由自主地一手或双手呈"V"字状紧贴于颈前喉部以示痛苦和求救等，并观察小儿有无缺氧症状，如呼吸困难、口唇发紫等（图4）。

轻度梗阻时，小儿能够咳嗽，无缺氧症状。家长应先尽量减少各种刺激，避免小儿哭闹，以防异物越陷越深，鼓励小儿咳嗽咳出异物。若无法咳出，切不可拍背或者用手指挖取，这样可能使异物进入更深的呼吸道，从而造成更进一步的梗阻或损伤。切勿给小儿喂食任何食物或让其倒立。尤其是用水将异物顺下去的做法是错误的，此做法会导致气管内压力升高，使气管异物位置更深，还可能把水呛入气管，增加窒息风险。

重度梗阻时，小儿会出现缺氧症状，甚至失去意识，将危及生命。家长应第一时间拨打120并在等待过程中进行现场急救。

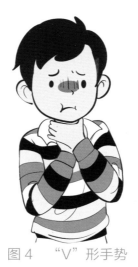

图4 "V"形手势

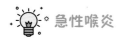

## 急性喉炎

### 1. 引发气道梗阻的原因

急性喉炎为喉黏膜急性弥漫性卡他性炎症，是呼吸道常见的急性感染性疾病之一，多发于冬、春季。小儿急性喉炎发病率较成人低，但小儿急性喉炎起病急，早期以喉痉挛为主，声嘶多不严重，表现为阵发性犬吠样咳嗽或呼吸困难，继之有黏稠痰液咳出，屡次发作后可能出现持续性喉梗阻症状；也可突然发病，小儿夜间骤然重度声嘶、频繁咳嗽、咳声较钝、吼叫；严重者吸气时可见四凹征，锁骨上窝、肋间隙、胸骨上窝及上腹部显著凹陷（图5），面色发绀或烦躁不安，呼吸变慢，晚期则呼吸浅快。如不及时治疗，进一

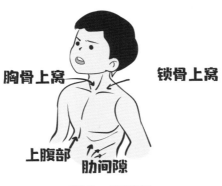

图5　四凹征

步发展，可出现发绀、出汗、面色苍白、呼吸无力，甚至呼吸循环衰竭、昏迷、抽搐、死亡。

**2. 如何判断病情**

小儿急性喉炎是反复发作类疾病，症状与感冒相似。小儿白天有鼻塞、咳嗽、发烧、流鼻涕等较轻症状，晚上入睡后加重，半夜可能咳嗽咳醒，家长易误认为是感冒症状，导致病情延误，造成小儿呼吸困难，危及生命。

小儿急性喉炎典型症状为犬吠样咳嗽、声音嘶哑、吸气性喉鸣。小儿急性喉炎发病急，症状重，一旦小儿出现上面3个典型症状，家长千万别试图自行家中观察或治疗，应立即就医。

（1）犬吠样咳嗽：顾名思义，就是类似于小狗叫一样的"空空"声，和普通咳嗽的声音明显不同。

（2）声音嘶哑：起病时，小儿喉部充血水肿，声音听起来会有些嘶哑，呼吸困难，甚至发不出声音来。此时家长就要警惕了，特别是小儿还出现了发热、流鼻涕等其他症状，应及时就诊。

（3）吸气性喉鸣：在小儿吸气时，会有像是吹口哨一样的声音，呼气时并不明显，这是因为喉炎会引起咽喉部充血水肿，气流通过狭窄的管腔就会产生喉鸣。严重时，还可能出现四凹征。

并非喉鸣声音越大病情越严重，相反，当小儿吸气困难时，用尽全力也只能吸入少量空气，等体力耗竭，喉鸣反而会突然减弱或消失，通常是更严重的表现。

除此之外，急性喉炎随着病情发展，小儿还可能出现面色或口唇发紫，烦躁不安、鼻翼翕动、不能平卧、出冷汗、脉搏加快等症状。

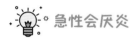 **急性会厌炎**

### 1. 引发气道梗阻的原因

急性会厌炎又称声门上喉炎，是一种主要累及喉部声门上区的会厌及其周围组织的急性炎症病变，以会厌高度水肿为主要特征。主要表现为全身中毒症状、吞咽及呼吸困难。急性会厌炎病情进展迅速，多数病人经及时治疗可痊愈，少数病情凶险，进展迅速，发生窒息，死亡率较高。

### 2. 如何判断病情

轻症小儿急性会厌炎没有明显的全身症状，仅有咽喉疼痛、吞咽困难、发音含糊的表现。

重症小儿急性会厌炎可见小儿急性面容，体温增高，常为 38 ~ 39℃，少数可高达 40℃以上，还伴有寒战、头痛、乏力、周身不适、食欲减退等不适症状。局部症状会出现呼吸困难，表现为躯干前倾、颈部过伸和下颌前探的"三脚架"姿势（图6），因为这样能尽量扩大阻塞气道的管径，更容易呼吸。

小儿急性会厌炎病情进展迅速，还可能出现精神萎靡、体力衰弱、四肢发冷、面色苍白、脉搏快而细、血压下降、昏厥、休克等衰竭表现。应尽快到就近医院就诊，不要试图自行在家中观察或治疗，以免延误救治时间。

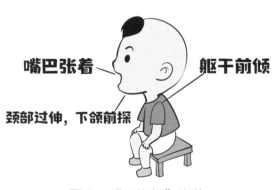

图6 "三脚架"姿势

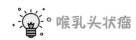 **喉乳头状瘤**

**1. 引发气道梗阻的原因**

小儿喉乳头状瘤为喉部常见的良性肿瘤，与母亲孕产期 HPV 感染密切相关。母亲感染 HPV 后可能通过阴道分娩过程中接触传播、宫内传播等方式感染新生儿。手术治疗是喉乳头状瘤首选的方法，手术后易复发，青春期后有自行停止生长的趋势。

**2. 如何判断病情**

小儿喉乳头状瘤典型症状为进行性声嘶、喘鸣、呼吸困难三联征。最常见的症状是进行性声嘶，肿瘤较大时可出现喉喘鸣甚至失声，严重者导致呼吸困难。当上呼吸道阻塞致呼吸困难明显时，有缺氧表现，如出现鼻翼翕动、点头呼吸、口唇发绀、吸气四凹征及呼吸困难等情况时，应立即就医。当上述症状不能缓解时，紧急气管切开是维持呼吸道通畅的唯一方法。

# 气道梗阻就医前，家长应做好哪些准备？

无论是炎症、气道异物还是喉肿物等原因引起的气道梗阻，都应立即将小儿送至医院及时治疗。小儿被送至医院前，家长应做好哪些准备？

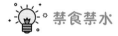 **禁食禁水**

首先是禁止给小儿喂食物或水，这些都可能会加重小儿的呼吸困难程度。且气道异物和喉乳头状瘤引发的气道梗阻还需行全麻手术，若禁食水时间不足，会延误手术。主要原因在于全麻状态下，咳嗽反射和吞咽反射被抑制，胃内容物容易通过食管、口腔反流到气管，导致食物性气道梗阻或者吸入性肺炎。

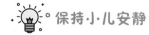 **保持小儿安静**

家长首先要保持冷静，立即将小儿送至医院急诊就诊并

密切观察呼吸情况。在送医过程中要尽量安抚小儿，避免其因紧张和烦躁而大声哭闹。因为哭喊时间过长会加重小儿声带的水肿，还会引发气道异物移位，导致病情骤变，此时可取侧卧位，尽量保持小儿呼吸道畅通。

## 保持空气清爽

家长最好能让小儿吸入一些冷空气，如让小儿穿暖后吸一些加湿器、空调喷出的冷气，或把小儿抱到窗前，呼吸些窗外的冷气。坐车时家长可以把车窗打开，让小儿呼吸些车窗外的凉气。这是因为在冷空气的刺激下，小儿喉头的毛细血管会收缩，可以减轻喉部水肿的情况，在一定程度上能缓解小儿呼吸不畅的问题。

## 切忌自行服用药物

尤其对于急性喉炎的小儿出现咳嗽时，家长不要自行给小儿服用止咳药物。当气道分泌物较多或比较稠厚时，如果使用中枢性镇咳药过度止咳，可能阻止咳嗽反射从而影响分泌物的排出，因此，不建议自行加用止咳药。

## ☀ 协助调整小儿不良心理

对于需要手术治疗的小儿，家属和小儿均会紧张，尤其是喉乳头状瘤小儿。因肿瘤"反反复复"地复发，决定了小儿要接受长期的治疗并多次手术，承受许多同龄人没有的痛苦。小儿常表现出较重的心理压力，家长因受到一定的精神及经济压力，从而表现出的不良情绪和态度也会增加小儿的紧张与不安。作为家长要帮助小儿缓解紧张情绪，同时科学对待疾病。家长首先要保持自身镇定，术前可以给小儿进行注意力转移训练，比如拿玩具给小儿玩耍、给小儿讲故事、听儿歌等，最大限度地减轻小儿术前恐惧紧张心理。

# 发生小儿气道异物梗阻，家长可以做什么？

气道异物多发生在 3 岁以下的小儿，1~2 岁为发病高峰。而气道异物引发气道梗阻的概率为 0.66/100 000，是造成小儿窒息死亡的主要原因，如不及时救治，数分钟内即可导致窒息死亡。一般小儿气道异物多见于小儿进食过程中，在吸入异物后，家长在呼叫救护车的同时，应给予小儿实施气道异物梗阻急救。

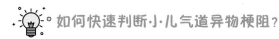 如何快速判断小儿气道异物梗阻？

一旦小儿吃果冻、汤圆、坚果等食物或者玩小件玩具后出现呛咳、憋气、面部青紫时家长就应该高度警惕，仔细听小儿呼吸音是否变粗，有没有喘鸣音或突然发出嘶嘶声，小儿自述有可疑异物窒息感，必须迅速去医院。否则，异物肿胀后完全阻塞呼吸通道，可导致小儿呼吸完全停止。

### 气道异物梗阻急救步骤

（1）观察小儿有无呛咳、呼吸困难、面唇青紫、烦躁不安等。

（2）清除口鼻腔内的残留异物，但切忌盲目拍打小儿背部，切忌用手指伸入口腔取物。

（3）若异物未引起缺氧，鼓励小儿将异物咳出或用海姆立克急救法帮助其排出。

（4）当异物引起缺氧表现，应立即拨打120急救，同时采用海姆立克急救法。

### 小儿气道异物梗阻的急救方法

#### 1. 海姆立克急救法

海姆立克急救法是全球抢救异物误入气管病人的标准方法，被称为"生命的拥抱"，根据病人情况可采取不同的急救方式。

对于1岁以上且意识清醒的小儿，家长跪蹲在小儿的身后，双手环抱小儿，一手握拳，虎口贴在小儿剑突下、肚脐之上的腹部中央位置；另一手握住该手手腕，然后突然用力收紧双臂，使握拳的虎口向小儿的腹部内上方猛烈回收（图7）。它是利用膈肌上升的力量挤压肺及支气管，从而将异物从气管内冲出。如果异物没有冲出，家长要立即放松手臂，然后重复该动作，直到异物被排出。

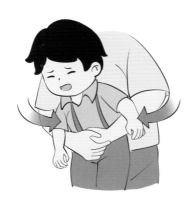

图7　小儿上腹部冲击法

对于1岁以上但意识不清醒的小儿，可以采用卧位腹部冲击法急救。让小儿保持仰卧姿势，家长位于小儿一侧或骑于髋部。一手掌根部位于小儿剑突和脐连线之间，另一手压在这只手上，两手同时用力向头侧快速冲压6～10次。

对于1岁以下的婴儿，因为胃、肝脏、脾脏相对较大，适用的急救手法为"冲击挤压气道"（图8），家长需将其

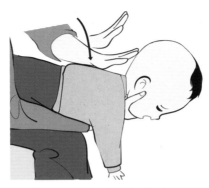

图 8　冲击挤压气道法

抱起来，一只手捏住小儿颧骨两侧，手臂贴着小儿的前胸；另一只手托住小儿后颈部，让其脸朝下，趴在家长膝盖上。在小儿背上拍 1～5 次，并观察小儿是否将异物吐出。

　　2. 心肺复苏

　　如果以上措施无效，小儿没有呼吸、意识丧失、无法保持直立，此时应安全地将小儿放在地上，迅速确定无意识无呼吸后，开始心肺复苏。心搏骤停一旦发生，如果得不到即刻及时的抢救复苏，4～6 分钟后会造成大脑和其他人体重要器官组织不可逆损害，因此，心搏骤停后的心肺复苏必须在现场立即进行。

　　（1）判断呼吸情况

　　通过轻拍小儿双肩、在耳边呼喊、弹足底（较小的婴幼儿、新生儿）来判断小儿的情况（持续观察 5 ~ 10 秒）。如果发现小儿没有反应、没有呼吸或仅有喘息，应呼叫帮助并拨打 120 急救电话，然后进入下一步急救过程。

（2）实施心脏按压

先把小儿放到坚硬、平坦处：

① 对于婴儿（1 岁以内）：单人施救时，采用 2 根手指（食指与中指或中指与无名指）垂直按压。双人施救时，一人负责胸外按压，双手环绕胸部，双手大拇指进行按压，一人负责人工呼吸。

② 对于 1 ~ 8 岁的儿童：单人操作时，家长可一只手固定小儿头部，以便通气，另一只手进行胸部按压（也可以按成人手法双手按压），手掌根部触胸，按压胸部中央，胸骨下半部。

③ 8 岁以上儿童手法与成人相似（图 9）。按压时应该做到以下几点。

A. 按压深度为胸部厚度的 1/3，儿童约为 5 cm，婴儿约为 4 cm。

B. 频率至少每分钟 100 次，但不超过 120 次，按压的过程中尽量减少按压的中断，要持续按压。

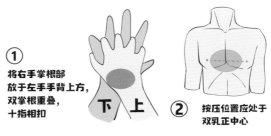

① 将右手掌根部放于左手手背上方，双掌根重叠，十指相扣

下　上

② 按压位置应处于双乳正中心

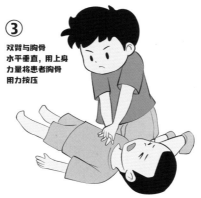

③ 双臂与胸骨水平垂直，用上身力量将患者胸骨用力按压

图 9　小儿心肺复苏

　　C. 单人操作时，按压次数与人工呼吸次数比为 30：2，也就是胸外按压 30 次，人工呼吸 2 次。

　　D. 双人操作时，胸外按压 15 次，人工呼吸 2 次，也就是按压与通气比为 15：2，约 2 分钟后两人交换，交换要在 10 秒内完成。

　　E. 每次按压结束后，确保胸壁完全回弹。

（3）口对口人工呼吸

用仰头提颏法开放气道，用放在前额手的拇指和食指捏住其鼻子，正常吸一口气（不必深吸），用嘴唇封住病人的口周（婴儿可采用口对口鼻），使之完全不漏气，给予一次呼吸（约1秒）。

上述方法仅为推荐，不论是否奏效，均应立即将小儿送至医院，排除气道仍有异物的可能，送至医院前请家长应做好"四不要"（图10），以便尽早手术。手术常规方法是采用支气管镜下异物取出术；少数情况下，用支气管镜钳取困难，会开胸取出异物。支气管镜下异物取出术，虽然风险大，但是也是唯一有效、可靠的方法。若异物自行排出，也建议携带取出的异物就医，以明确气道等组织有无损伤，并接受相应治疗。

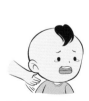 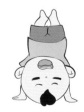  

✖ 拍孩子后背　　✖ 让孩子倒立　　✖ 给孩子喝水进食　　✖ 把手伸进孩子嘴里试图取出异物

图10　就医前"四不要"

# 小儿气管切开，居家照护
# 有哪些注意事项？

气管切开主要用于各种病因导致的呼吸不畅、呼吸道梗阻、呼吸功能衰竭所引起的人体缺氧症状的改善。气管切开后需戴气管套管（图11）回家的小儿，无法进行自我护理，需要家长的照护，因此，照护者必须接受教育和培训。家长除了需要学会套管堵塞、脱管、移位等并发症的紧急、简易处置措施外，还需在出院前接受吸痰、清洗气管套管内套管、清洁造口等家庭护理培训。

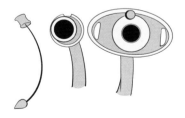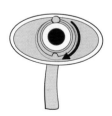

图 11　金属气管套管

## 日常和紧急救护需要准备哪些材料？

（1）加湿装置、雾化装置

（2）负压吸引设备

（3）气管套管内套管：相同型号

（4）氧气设备、血氧仪

（5）润滑凝胶

（6）无菌纱布、固定的胶带、剪刀、清洁的盆、生理盐水

（7）清洗气管套管内套管适宜的刷子、煮沸消毒的容器

（8）个人生物安全材料：无菌手套、口罩、护目镜等，具体视需要而定

## 如何为小儿进行气切口皮肤清洁？

建议每天用清水清洗颈部区域皮肤，用 0.9% 生理盐水清洁消毒切口周围皮肤，以切口为中心，直径约为 10 cm。消毒后，再重新用镊子夹取无菌纱布，中间剪一开口后，放置于气切口，保障气切口免受痰液浸渍和气管套管的摩擦。同时观察是否有感染迹象（肿胀、红斑、疼痛、分泌物）或摩擦诱发的肉芽肿的出现。

## 如何为小儿行居家气道护理？

（1）照护者需准备一个家庭小药箱（消毒棉球和纱布、弯血管钳、金霉素眼膏等）、一个用于盛消毒套管的专门容器。

（2）保持气管套管固定，气管套管系带尽量打死结，松紧度一指为宜，防止滑脱或他人抓脱。

（3）保持室内温度22℃左右，湿度在90%以上。

（4）外出时套管外口可盖透气喉帘或纱布垫，防止冷空气刺激或异物等进入。

（5）掌握清洗消毒气管套管内套管技术。每日煮沸消毒内套管至少3次，每次煮沸时间20～30分钟，建议纯净水煮沸，防止因水质不好而套管变色。若分泌物多，可酌情增加清洗次数。摘取内套管时需要我们洗净双手。方法：左手固定外套管，右手轻轻旋转内套管，将内套管的卡扣处和外套管的锁扣处对齐，再按照弧度慢慢将内套管取下，注意动作轻柔，避免引起小儿的气道反应、咳嗽以及气道黏膜损伤。

（6）呼吸道分泌物多、痰液黏稠者，可自备小型雾化机，每日2次雾化治疗，可稀释痰液，减少肺部感染。

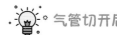 **气管切开后小儿出现呼吸困难时，家长如何处置？**

若小儿在家里出现呼吸困难，照护者应掌握以下三种方法：

（1）内套管阻塞——取出内套管，予以吸氧，若呼吸改善，说明内套管堵塞，立即行内套管清洗、消毒后再置入。

（2）外套管阻塞——如内套管取出后仍呼吸困难，应考虑是否外套管阻塞，可湿化后作深吸引（吸引管插入气道直至遇到阻力时，回退吸引管 1 cm 时进行的气道吸引），予以吸氧，以改善呼吸，同时立即前往医院就诊。

（3）外套管脱出——一旦外套管脱出，立即吸氧并用血管钳将气管切口处撑开，在内芯导入下快速插入外套管后来院处理，或备好原配气管套管内芯，立即前往医院急诊，做好重新置管的急救准备。

# 后　记

正常的通气功能对维持人体内环境的稳定有着重要作用。如因各种原因使得气道通畅性受阻或通气功能异常，除了为病人提供及时、有效的医疗处置外，还须对病人进行相关的气道护理。

本套书围绕耳鼻喉科气道护理展开，根据不同主题内容分为五册，包括小儿和成人气道急救护理、气管切开病人的气道护理、喉切除术围手术期及居家护理，力求为病人及其家属提供在院前急救、治疗和康复过程中关于气道护理的合理有效的处置措施。

本套书由来自复旦大学附属眼耳鼻喉科医院、华中科技大学同济医学院附属协和医院、首都医科大学附属北京同仁医院、中南大学湘雅三医院、山东省立医院等全国九家医院的耳鼻喉科医护领域的 30 多位专家共同编写。由于编者水平所限，不足之处难免，请广大读者不吝赐教，提出宝贵意见。

本套书为科普读物，适合普通大众、气管切开与喉切除病人及其家属阅读，也适合耳鼻喉科护士阅读和参考。

张　明　徐　静　吴建芳

2023 年 8 月于上海